BEI GRIN MACHT SICH IHR WISSEN BEZAHLT

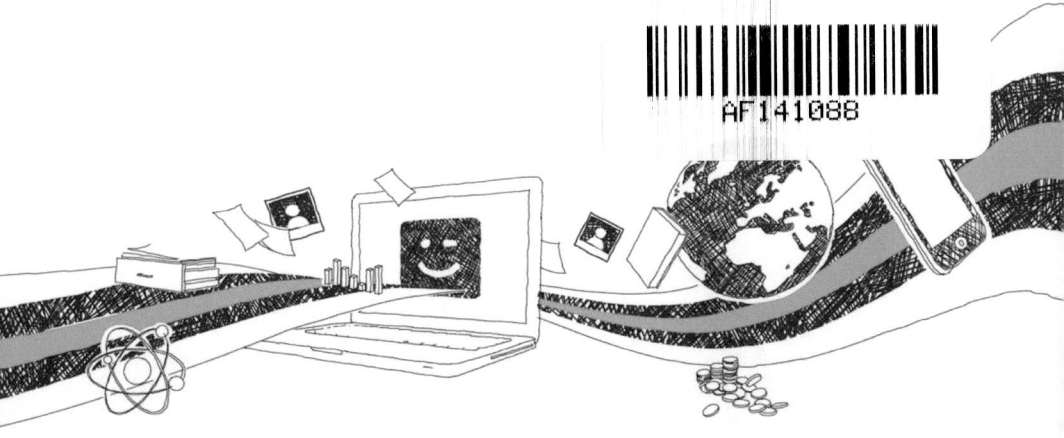
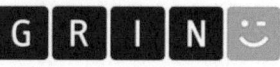

Bibliografische Information der Deutschen Nationalbibliothek:

Die Deutsche Bibliothek verzeichnet diese Publikation in der Deutschen National-
bibliografie; detaillierte bibliografische Daten sind im Internet über http://dnb.d-
nb.de/ abrufbar.

Impressum:

Copyright © 2012 GRIN Verlag, Open Publishing GmbH
Druck und Bindung: Books on Demand GmbH, Norderstedt Germany
ISBN: 978-3-668-09526-7

Dieses Buch bei GRIN:

http://www.grin.com/de/e-book/206148/ueberblick-ueber-die-entscheidungsfindung-
in-der-palliativmedizin

Kerstin Neumann

Überblick über die Entscheidungsfindung in der Palliativmedizin

Klinische Extremsituationen

GRIN Verlag

Entscheidungsfindung in klinischen Extremsituationen am Beispiel der Palliativmedizin

CR II Referat von Kerstin Neumann
16.06.2012

Begriffserklärungen (1)

1. Entscheidung

- Lt. Wikipedia eine Auswahl zwischen mehreren Alternativen
- Eine Entscheidung kann spontan, emotional, zufällig oder rational erfolgen

2. Klinische Extremsituation

- wird von jedem anders interpretiert
- Generell sind Situationen gemeint, in denen das Leben des Patienten gefährdet ist

Begriffserklärungen (2)

3. Palliativmedizin

„Die Palliativmedizin widmet sich der Behandlung und Begleitung von Patienten mit einer nicht heilbaren, progredienten und weit fortgeschrittenen Erkrankung mit begrenzter Lebenserwartung. Die Palliativmedizin bejaht das Leben und sieht das Sterben als einen natürlichen Prozess. Sie lehnt aktive Sterbehilfe ab."

http://www.dgpalliativmedizin.de/diverses/wir-ueber-uns.html, entnommen am 11.05.2012

Geschichte der Palliativmedizin (1)

- Bis zur zweiten Hälfte des 19. Jahrhunderts konnten nur wenige Erkrankungen geheilt werden. Oft blieb nur die Linderung der Beschwerden

- Mit zunehmendem Fortschritt der Medizin trat dann immer mehr die Therapie und Beseitigung von Erkrankungen in den Vordergrund

- Die Linderung von Beschwerden kam in Vergessenheit

Geschichte der Palliativmedizin (2)

- durch den ersten Weltkrieg änderte sich die Einstellung zum Sterben
- Der Tod und wurde zum Tabuthema
- von den Ärzten häufig als medizinische Niederlage gesehen
- Sterbende und chronisch Kranke wurden nicht gern betreut und behandelt
- in England wurde erstmals wieder begonnen modernes medizinisches Wissen mit altbewährtem, wie Zuwendung und Trost, zu vereinen

Geschichte der Palliativmedizin (3)

- 1852 entstand das erste Hospiz ausschließlich zur Betreuung Sterbender in Frankreich
- 1967 gründete Cicely Saunders (Krankenschwester, Ärztin, Sozialarbeiterin) das berühmte St. Christopher´s Hospice in England. Von dort aus kamen die Hauptimpulse der modernen Hospizarbeit und Palliativmedizin
- Mittlerweile kann man von einer weltweiten Hospizbewegung sprechen

Geschichte der Palliativmedizin (4)

- 1983 wurde die erste Palliativstation in Deutschland an der Universitätsklinik in Köln eröffnet

Zusammengefasst aus Aulbert, Eberhard; Zech, Detlev: Lehrbuch der Palliativmedizin, Schattauer Verlag 1997, Kap. 1, S.2-4

Weitere Entwicklung in Deutschland

Entwicklung der stationären Hospize und Palliativstationen einschl. der Einrichtungen für Kinder
Stand 1/2011 Datenquelle: Wegweiser Hospiz- und Palliativmedizin

■ Stationäre Hospize   ■ Palliativstationen

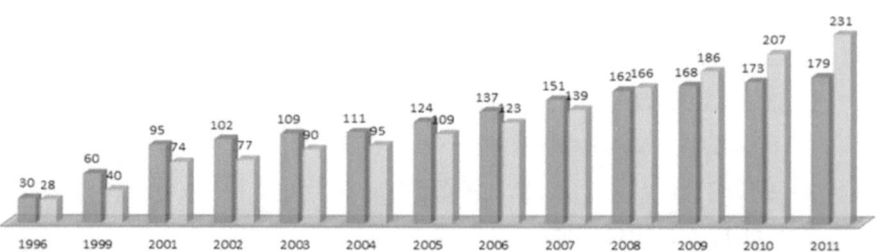

Grafik aus:
http://www.dgpalliativmedizin.de/images/stories/Entwicklung%20Hospiz%20
Palliativ%20bis%202011%20DGP.JPG, entnommen am 14.5.2012

Versorgungsarten (1)

Palliativstation

- Immer an ein Krankenhaus angeschlossen
- Einweisung durch den behandelnden Arzt
- Durchschnittliche Behandlungsdauer ca. 10-15 Tage
- Keine Langzeitbehandlung
- Ziele: Linderung der Beschwerden, Entlassung nach Hause oder in Pflegeeinrichtungen
- Kosten werden komplett übernommen

Versorgungsarten (2)

Hospiz

- eigenständige Einrichtung
- ärztliche Versorgung meist durch die jeweiligen Hausärzte
- Angehörige können mit aufgenommen werden
- Aufnahme geschieht auf Wunsch des Patienten
- Kosten werden nicht komplett übernommen
- Aufenthalt max. 6 Monate

Versorgungsarten (3)

Ambulante palliativ-medizinische Versorgung

- Team besteht aus: Arzt, Pflegekraft, Sozialarbeiter und Seelsorge.
- Schwerpunkt liegt bei medizinischer Symptomkontrolle
- Die Kosten werden übernommen

Ambulante Hospizeinrichtungen

- Vorwiegend Ehrenamtliche beschäftigt
- Die Kosten werden übernommen

Das multiprofessionelle Team (1)

Die Palliativmedizin richtet sich nach den aktuellen Bedürfnissen der Patienten und deren Angehörigen.

Da Probleme, Wünsche und Bedürfnisse der Patienten oft mehrere Berufsbilder berühren, nimmt die interdisziplinäre Zusammenarbeit in der Palliativmedizin einen sehr hohen Stellenwert ein.

Das multiprofessionelle Team (2)

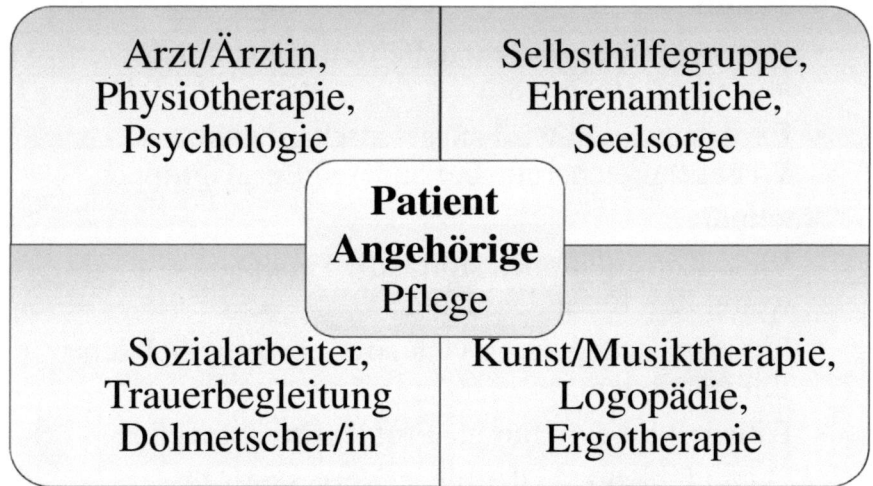

Angelehnt an die Grafik von Student und Napiwotzky in Palliative Care, wahrnehmen-verstehen-schützen, Thieme Verlag

Das multiprofessionelle Team (3)

Erklärung der Grafik:

- Im Mittelpunkt steht der Patient und dessen Angehörige

- Ihnen am nächsten sind die Pflegekräfte. Sie sind die Hauptbezugspersonen und haben stets den Überblick was passiert. Sie wissen um die Möglichkeiten der Spezialisten/Fachkräfte und können diese zum richtigen Zeitpunkt heranziehen

- Wer im Einzelfall zu dem interprofessionellen Team gehört, hängt von den jeweiligen Bedürfnissen und Problemen des Patienten und dessen Angehörigen ab

Das multiprofessionelle Team (4)

Vorteile:

- Bestmögliche professionelle Betreuung durch die jeweiligen Experten
- Expertenwissen wird ausgetauscht, dadurch Wissensanreicherung der anderen Berufsgruppen

Nachteile:

- Viele Konsultationen stören die Patienten, es bleibt wenig Zeit für andere Dinge
- Verunsicherung durch viele, evtl. widersprüchliche Informationen
- Patient wird evtl. nur als Problemstück gesehen
- Durch fehlenden Überblick: Vergessen von Bedürfnissen. „Jeder denkt ein anderer sei zuständig"

Die Entscheidungsfindung (1)

Die wichtigsten Aspekte bei einer Entscheidung in der Palliativmedizin

- Medizinische Aspekte
- Soziale und Ethische Aspekte
- Autonome und Juristische Aspekte
- Ökonomische Aspekte
- Persönliche Aspekte

Die Entscheidungsfindung (2)

- **Medizinische Aspekte**

Da von einer Heilung der Grunderkrankung nicht mehr ausgegangen werden kann, tritt die **Symptomlinderung** in den Vordergrund.

- **Soziale und Ethische Aspekte**

Patient und Angehörige treffen eine Entscheidung gemeinsam mit dem Arzt (Shared Decision making)

Oberstes Entscheidungsziel: Erhöhung der **Lebensqualität** für den Patienten.

Die Entscheidungsfindung (3)

Definition Lebensqualität von der WHO:

"Lebensqualität ist die subjektive Wahrnehmung einer Person über ihre Stellung im Leben in Relation zur Kultur und den Wertesystemen, in denen sie lebt und in Bezug auf ihre Ziele, Erwartungen, Maßstäbe und Anliegen. Es handelt sich um ein breites Konzept, das in komplexer Weise beeinflusst wird durch die körperliche Gesundheit einer Person, den psychischen Zustand, die sozialen Beziehungen, die persönlichen Überzeugungen und ihre Stellung zu den hervorstechenden Eigenschaften der Umwelt."

Renneberg, Babette; Lippke, Sonia: Springer Lehrbuch Gesundheitspsychologie, Kap. 4.1, S. 29,

Die Entscheidungsfindung (4)

Zitate von Cicely Saunders:

„Es geht nicht darum, dem Lebenmehr Tage zu geben, sondern den Tagen mehr Leben."

„Du zählst, weil Du du bist. Und du wirst bis zum letzten Augenblick deines Lebens eine Bedeutung haben."

http://www.zitate-online.de/autor/saunders-cicely/, entnommen am 30.05.2012

Die Entscheidungsfindung (5)

- **Autonome und juristische Aspekte**

  - Der Wille des Patienten ist maßgeblich.

  - Jede Form der Willensäußerung reicht aus: Sprechen, Nicken, Deuten, Schreiben… Auch der für uns unvernünftige Wille ist maßgeblich.

  - Die Missachtung des Willens ist strafbare Körperverletzung.

  - In der Priorität nachfolgend zählt die Entscheidung des gesetzlichen Vertreters, Bevollmächtigten oder Betreuers

Albrecht, Andreas: Skript Patientenautonomie und Patientenverfügung, Palliamo Palliative Care Kurs S.3-19, (11/2010)

Die Entscheidungsfindung (6)

Verboten (in Deutschland):

* aktive Sterbehilfe und Beihilfe zum Suizid

Erlaubt:

* Passive Sterbehilfe

    Unterlassen oder Beenden einer zum Leben erhaltenden Maßnahme. Nicht strafbar, wenn es dem Willen des Patienten entspricht. Auch ohne Einwilligung des Patienten straflos, falls der Sterbeprozess nicht mehr aufzuhalten und die Weiterbehandlung nicht mehr medizinisch indiziert ist.

* indirekte Sterbehilfe

    Maßnahmen zur Leidensverhinderung durch Medikamente die als Nebenfolge eine Lebensverkürzung mit sich bringen können.

Vgl. Student, Johann-Christoph; Napiwotzky, Annedore: Palliative Care wahrnehmen-verstehen-schützen, Reihe Pflegepraxis, S.217-222

Die Entscheidungsfindung (7)

* **Ökonomische Aspekte**

- Der Sinn von vielen oft automatisiert begonnenen und langandauernden Behandlungen muss hinterfragt werden.

- Evtl. anwenden von alternativen Behandlungen (Wärme, Licht, Aromatherapie...)

- Höherer Personalschlüssel, dadurch mehr Kosten aber auch mehr Zeit für einzelne Patienten.

Die Entscheidungsfindung (8)

- **Persönliche Aspekte**
  - Objektivität bewahren
  - Eigene Wünsche nicht auf den Patienten projizieren
  - Kein falscher Ehrgeiz (bei Bedarf zuziehen anderer Berufsgruppen)

Fallbeispiel (1)

Hr. K. (45 Jahre alt) ist seit 5 Tagen auf der Palliativstation. Seit 2 Monaten erst ist bekannt, dass er ein Bronchial-Ca mit ossären Metastasen hat. Wegen der ausgeprägten Diagnose hat sich Hr. K. gegen eine onkologische und strahlentherapeutische Behandlung entschieden. Hr. K. ist mittlerweile sehr belastungsarm und kann das Bett nicht mehr verlassen. Bei kleinster Anstrengung bekommt er immer häufiger schwerste Dyspnoe mit Todesangst. Hr. K. hat eine Ehefrau und 3 Kinder (2, 5 und 7 Jahre alt). Die Ehefrau ist verzweifelt und hat Angst vor der Zukunft.
Nach einem schweren Dyspnoeanfall äußert Hr. K. nicht mehr leben zu wollen und wünscht die „Todesspritze".

Fallbeispiel (2)

Entscheidung unter Berücksichtigung der in Folie 16 genannten Aspekte:

- **Medizinisch:** Linderung der Dyspnoe nur möglich durch palliative Sedierung

Begriffserklärung palliative Sedierung:

„Die palliative Sedierung ist eine medikamentöse Beruhigung als symptomatische Maßnahme, um auf dem Wege einer Bewusstseinsdämpfung unerträgliche und therapieresistente Symptome zu lindern."

Morita 2002 in Weixler, Dietmar;: http://www.dietmar-weixler.at/universum.innere.medizin.pdf, entnommen am 16.5.12

Fallbeispiel (3)

- **Soziale und Ethische Aspekte:**
- Entscheidung gemeinsam mit allen Parteien für die palliative Sedierung
- Lebensqualität bedeutet für Herrn K. keine Atemnot mehr aushalten zu müssen
- **Autonome und juristische Aspekte:**
- Hr. K und Angehörige wünschen Sedierung

Fallbeispiel (4)

- **Ökonomische Aspekte:**
- Parenterale Ernährung und überflüssige Medikamente werden mit Einverständnis von Herrn K. abgesetzt.
- **Persönliche Aspekte:**
- Es ist kein Aufzwingen der Entscheidung erfolgt, Herr K. entscheidet selbst

Fallbeispiel (4)

Ergebnis:

Nachdem Hr. K. noch einmal seine Kinder gesehen und sich innerlich von diesen verabschiedet hat, wird im Beisein der Ehefrau mit der palliativen Sedierung begonnen. Nach 4 Tagen verstirbt Hr. K., so ruhig wie wenn er einfach nur fest eingeschlafen wäre.

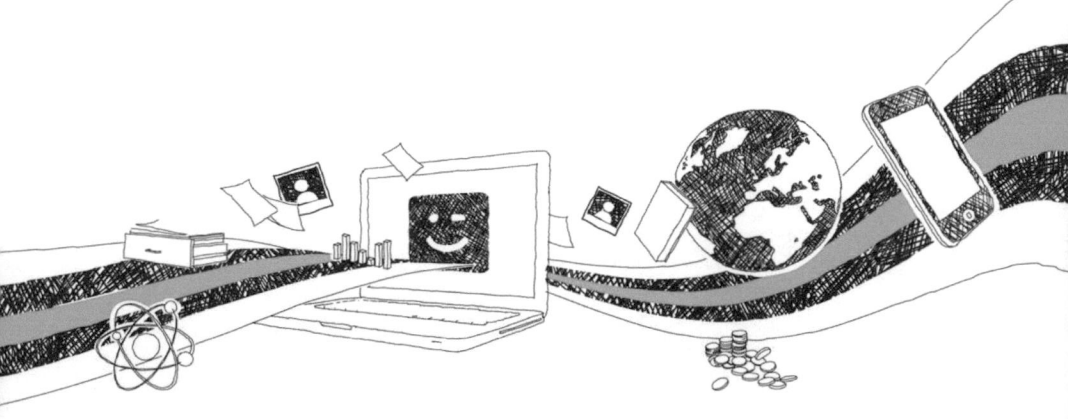
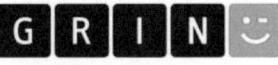